DE LA CAUSE

DU

MÉPHITISME MARÉCAGEUX,

ET DE SON IDENTITÉ AVEC

LE MÉPHITISME EN GÉNÉRAL.

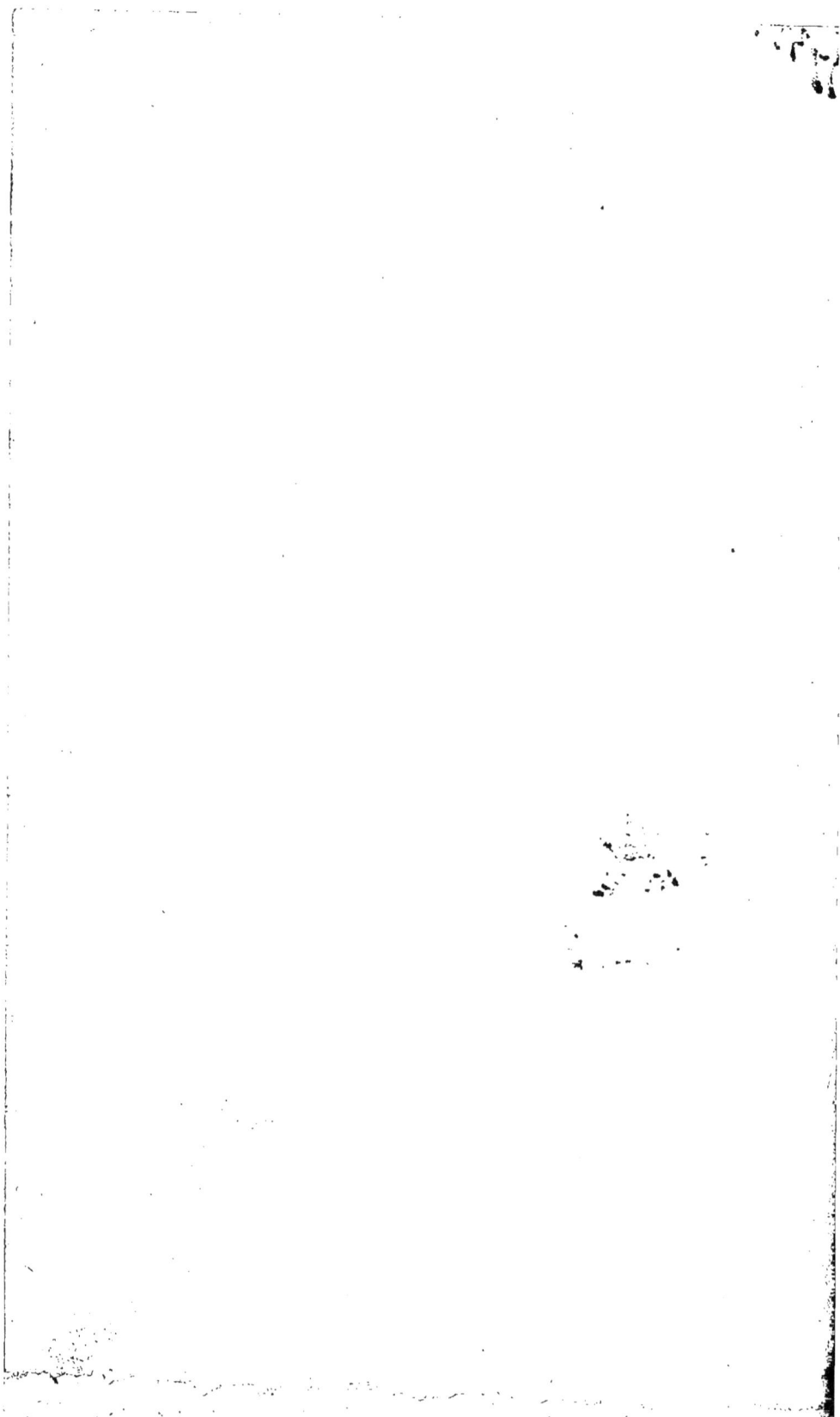

DE LA CAUSE

DU

MÉPHITISME MARÉCAGEUX,

DE SON IDENTITÉ AVEC

LE MÉPHITISME EN GÉNÉRAL,

ET DU GRAND MOYEN DE L'ANÉANTIR;

suivi de

RECHERCHES SUR L'HOMOGÉNÉITÉ DE L'ÉLECTRICITÉ
AVEC L'OXIGÈNE ET LE CALORIQUE.

Par L.-M. Perenon, de Lyon.

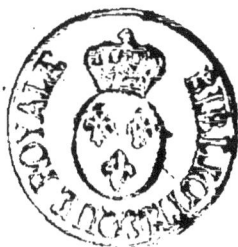

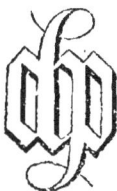

A PARIS,

CHEZ PONTHIEU, LIBRAIRE,

Palais-Royal, galerie de bois.

IMPR. DE DURAND ET PERRIN, A LYON.

M DCCC XXIV.

DE LA CAUSE

DU

MÉPHITISME MARÉCAGEUX,

DE SON IDENTITÉ AVEC

LE MÉPHITISME EN GÉNÉRAL,

ET DU GRAND MOYEN DE L'ANÉANTIR.

Felix qui potuit rerum cognoscere causas.
VIRGILE.

De toutes parts la nature offre à l'œil investigateur une foule sans nombre de choses aussi utiles que précieuses; et l'homme attentif s'instruit sans cesse à son école. Mais si, dans les divers élémens qui servent à former notre atmosphère, il se trouve quelquefois des aberrations ou des combinaisons trop fortes ou trop faibles, de là naîtra la variété des températures et des climats qui peuvent quelquefois altérer la santé, abréger la vie. Et c'est de ces vices même que sort l'essaim innombrable des maladies qui semblent à l'envi se disputer tous les moyens d'anéantir l'espèce humaine. Mais ce n'est là que le spectacle que nous offre la nature vue par défaut; toutefois, loin de critiquer ici la sagesse et les desseins du créateur, rien n'étant l'effet du hasard, et tout ici-bas ayant une fin déterminée, s'il existe, dis-je, par fois des aberrations accidentelles, le conservateur suprême a souvent laissé à l'industrie de l'homme, des moyens suffisans pour y remédier.

Et c'est ce que je me propose de démontrer effectivement dans cet essai. Je veux parler ici d'un des principaux agens destructeurs de la santé, du *méphitisme marécageux*, qui chaque année, en différens pays, enlève à la population quantité d'individus; mais avant d'en tenter les moyens, voyons d'abord ce que c'est que le méphitisme marécageux, ce qui le produit réellement, et enfin, qu'est-ce qui peut contribuer à l'altérer entièrement avec le plus d'efficacité, de facilité et d'économie.

Les marais, comme tout le monde sait, consistent en terreins situés dans des lieux humides et plus bas que ceux qui les avoisinent; c'est là que les eaux de sources, de pluies, etc., ou bien enfin des inondations des fleuves et des rivières, s'assemblent et croupissent, n'ayant point d'issue pour s'écouler.

Ainsi, les marais peuvent donc se former de plusieurs manières, et leur formation dépend de la plus ou moins grande perméabilité des terres qui reçoivent, lors du débordement, les eaux qui y font un long séjour; et ces terres affaissées restent telles, à moins que l'ardeur du soleil ne les dessèche, ou que l'art ne fasse écouler ces eaux qui, sinon, deviennent stagnantes, *fébrifères*, et donnent ainsi naissance au méphitisme marécageux; et les eaux ainsi corrompues infectent bientôt l'air de leurs pernicieuses exhalaisons.

Les corps phosphoreux résultant de divers bois tendres, les saules, les charmilles, les frênes, les églantiers, etc., les plantes ou herbes bulbeuses, les poissons, les coquillages ou d'autres reptiles qui naissent végètent, vivent, meurent ou se dissolvent dans les marais, la nature du terrein et des corps minéraux qui s'y trouvent, ne contribuent pas peu à augmenter le méphitisme. Enfin les marais qui avoisinent les soufrières, les tourbières, les terres argileuses et houillières, etc., sont plus que suffisantes pour accroître les exhalaisons délétères qui nuisent aux effets de l'évaporation, et portent surtout dans leur voisinage et trop souvent ailleurs, avec elles, la cause et le germe de tant de maladies désastreuses, de tant d'épidémies si funestes par leurs ravages plus ou moins fréquens.

Jusqu'ici j'ai dû signaler en esquisse la cause productrice des marais et du méphitisme qui en est le triste résultat, mais je ne finirais pas s'il fallait retracer au naturel le tableau désolant de tant de fièvres dévastatrices et de cent autres maladies occasionnées par le méphitisme des marais, qu'offre sans cesse l'aspect rebutant et le triste séjour de ces lieux délétères. Ayant habité assez long-temps dans le département de l'Ain, où j'ai moi-même couru la chance dangereuse de ces fièvres méphitiques, je puis donc là-dessus parler avec connaissance de cause : toutefois je dois actuellement signaler, indiquer et développer ici, que quant aux dangers du méphitisme ils ne sont pas toujours les mêmes ; car en effet il est d'abord reconnu et évidemment prouvé que les exhalaisons marécageuses sont plus grandes, plus abondantes et plus dangereuses lorsque la pesanteur spécifique de l'air atmosphérique est plus forte; fait dont on peut facilement se convaincre au baromètre, toujours quant aux effets; si l'on approche d'un marais lorsque l'air est le plus malade et languissant, on ressent, dis-je, les effets délétères de la plus forte expension de ces exhalaisons qui deviennent ainsi de plus en plus fatigantes à l'odorat, tout en causant un grand malaise; et cela doit être ainsi, puisque la privation des courans atmosphériques s'établit alors de plus en plus, et laisse proportionnellement subsister la densité du gaz méphitique, à proportion qu'elle est rapprochée de la terre. Est-il donc dès-lors étonnant que le gaz méphitique, qui est déjà plus pesant que l'air calme de l'atmosphère qui l'environne, étant lui-même composé en grande partie de gaz phosphoreux, azoteux, carbonique (*), etc., loin d'avoir de courant, ait au contraire à vaincre la pression totale de l'air *inertique* que les vents ne peuvent pas diminuer, puisqu'alors le calme est admis exister, et sans doute encore, parce que assez souvent les régions aériennes les plus rapprochées de la terre sont alors plus humides, vu la présence accablante des couches de gaz méphitiques qui étant interposées ne peuvent plus attirer l'électricité près de terre ou du moins annihilent ces effets, et ce défaut de rapprochement n'entretient plus de courans continus entre le ciel et la terre.

Cela admis, dès le commencement, que plus les

—————

(*) On peut recueillir de ce gaz marécageux dans un flacon plein d'eau qu'on aura soin de vider obliquement.

lieux marécageux sont bas, plus l'écoulement des eaux est difficile et plus elles croupissent dans ces réservoirs infects; il n'y a plus alors de doute, avec ce que nous venons de prouver en dernier lieu, que dans l'hypothèse où le temps devient plus languissant, alors, dis-je, l'odeur devient aussi de plus en plus insupportable.

Toutefois la diversité des saisons est encore ici une des causes principales qui contribuent beaucoup à exciter plus ou moins la compression ou le développement des exhalaisons marécageuses; et le danger du méphitisme varie encore ici en raison proportionnelle aux principes excitans : il est moindre en été lorsque le vent du nord souffle régulièrement; et cela parce que le libre jeu de l'évaporation se fait alors plus complétement et plus librement.

Il en est de même en hiver lorsqu'un temps froid et sec se fait sentir, l'air est alors moins dense près de la terre parce que la pression est moins forte, d'autant plus qu'il est lui-même plus rare dans l'atmosphère supérieure en vertu de ses molécules intégrantes et des divers corps des régions inférieures, plus resserrées et plus comprimées par l'absence ou l'obliquité du calorique rayonnant de la terre, dans laquelle celui-ci paraît concentré, comme cela se passe journellement sur les montagnes élevées, bien qu'elles soient réellement plus rapprochées du soleil.

En tel cas l'évaporation, aidée des vents du nord, se fait alors plus promptement. Ainsi la corruption des gaz attachés à la terre par leur propre poids n'a point lieu ici; et ainsi on ne ressent point l'effet si

2

nuisible des odeurs *fébrifères* qui s'exhalent des marais; parce qu'en un mot ce qui contribue puissamment encore à neutraliser les gaz délétères, c'est que l'oxigène de l'eau marécageuse reste combiné avec le gaz hydrogène carbonique et phosphoreux, en proportion suffisante; et leur évaporation est alors uniforme et régulière avec leur combinaison.

Cependant, le danger du méphitisme est plus grand et plus imminent, lorsque la pression de l'air condense les exhalaisons malfaisantes, lorsque l'évaporation est moindre : c'est ce qui a lieu, d'une part, en été lorsque le ciel se charge de nuages et que la chaleur devient insupportable par la privation des courans de l'air environnant, ou bien encore quand le temps devient humide et pluvieux; alors les exhalaisons délétères causent aux infortunés qui habitent ces contrées toutes ces fièvres si désolantes par leurs ravages presque annuels...

D'autre part le méphitisme n'est pas moins dangereux en temps d'hiver humide, puisque le gaz méphitique est alors refoulé vers la terre par son propre poids, augmenté encore de celui de la pression de l'atmosphère nébuleuse, privée des courans des vents du nord; tout cela est donc une cause assez puissante, qui empêche à l'évaporation d'avoir le libre exercice de son jeu.

Pour remédier à ce mal, on a parlé avec emphase de dessécher les marais, et par ces mots on a cru, avec un avantage incomparable, trancher le *nœud gordien. Dessécher les marais*, c'est quelquefois nécessaire, et, je l'avoue, surtout lorsque les ma-

rais sont trop abondans , trop multipliés, témoin la
Hollande , etc.

Je ne parlerai pas ici des travaux plus ou moins
longs et pénibles , au moyen desquels l'industrie
humaine est parvenue à dessécher les marais , soit
en pratiquant des canaux propres à l'écoulement des
eaux, tantôt en coupant des fossés dont la terre sert
utilement à relever les plateaux des prairies et à
ramasser ainsi les eaux, auxquelles on a su ménager
un libre cours ; tantôt par des moulins plus ou moins
ingénieux, soit enfin par quelque autre artifice semblable : bel effet que présente avec admiration le pays
autrefois si marécageux et délétère de la Hollande,
qui est devenu, à force d'art et de travail, avec le
temps, un terrein des plus fertiles.

Je ne parlerai pas ici de la principauté naissante
de Canino , près Rome, qui, de nos jours, s'étonne
encore de sortir si ignoblement d'une misérable voi-
rie, d'un marais fétide, grâces aux soins mérités de
son auteur quel qu'il soit. Voilà bien des exemples
frappans du noble résultat de la persévérance et
de l'industrie...

Faudra-t-il donc ainsi résoudre le grand problême
de la désinfection des marais, en ne les détruisant
quelquefois que provisoirement, à grands frais et
après de longues années de travaux pénibles. Mais
quand on admettrait leur destruction entière, peut-
on nier, en général, que ceux-ci aient aussi leur utilité respective, et quand ce ne serait que celle d'a-
breuver les bestiaux et de conserver à l'air ou à la
terre une certaine fraîcheur, puisque, d'autre part,

il est prouvé que l'excès de sécheresse est tout aussi nuisible à la santé de l'homme et des animaux, à l'engrais et à la fertilité des terres, que l'humidité excessive des mares d'eaux stagnantes : déjà, sous ce seul point de vue, on ne peut donc raisonnablement dessécher tous les marais.

Mais, d'autre part, amenées à la nécessité d'en conserver, quelques personnes se sont vainement imaginé qu'il suffisait d'aller à grands frais ensemencer des marais plus ou moins étendus, d'une quantité, au moins considérable et fort chère, de *muriate de potasse*, qui s'évapore et perd sa force quelques jours après. Quelqu'ingénieux que soit, d'autre part, le procédé de Guyton-de-Morveau, est-ce avec de tels moyens ou d'autres demi-moyens aussi coûteux, fautifs, et impraticables que celui-ci, qu'on doit espérer de trouver la solution de ce problême important, trop négligé jusqu'à ce jour ! Certes, en étudiant avec soin la nature, on peut, j'ose le dire, arriver à un meilleur et plus assuré résultat ; car l'expérience prouve assez, de concert avec la théorie, que l'évaporation susindiquée détruit complétement l'effet du méphitisme. Mais lorsque celle-ci a cessé parfois d'exister, pour ôter dès-lors aux odeurs méphitiques leurs délétères et trop malignes influences sur la santé des personnes qui habitent ces contrées, il faut bien nécessairement recourir en tel accident à quelque moyen sanitaire, qui compense tout, qui remédie à tout, et surtout lorsque c'est à peu de frais, et sans avoir besoin de détruire ce qui est bon et utile en soi, hors le mé-

phitisme. Et ce moyen sanitaire est infiniment plus
avantageux et digne, ce me semble, de préférence,
et il se trouve dans le rétablissement de l'équilibre
aérien et de l'évaporation naturelle des gaz délétères, en établissant une évaporation artificielle au
moyen d'un *paraméphitisme* qui puisse soutirer
l'électricité des nuages qui chargent de leur poids
l'atmosphère et qui ajoutent à sa pression. Mais avant
de conclure, il faudra examiner ici deux choses es-
sentielles : savoir, quelle est la cause naturelle de
l'évaporation, et ensuite quels sont les moyens de
suppléer à cette cause naturelle. Mais voyons d'a-
bord ce que peut ici l'électricité, de concert et com-
parativement aux rayons solaires.

On sait déjà que les rayons solaires ont la propriété d'absorber, de disséminer les gaz méphitiques
en les décomposant en d'autres gaz moins pesans,
moins denses et d'odeur plus faible, ou toute diffé-
rente de la première : ce n'est tout, ces rayons doi-
vent encore avoir en eux une saturation naturelle
d'oxigène primitif. Et, en effet, l'on voit que leur réunion brûle les divers corps de la nature qui leur sont
présentés, tout aussi bien que l'oxigène terrestre qui
en dérive sans doute. Si donc l'oxigène terrestre ou
solaire, est un agent des plus puissans de la nature
pour atténuer les gaz méphitiques : or, comme cet
oxigène est l'agent essentiel de l'évaporation, et qu'il
existe surtout dans les rayons solaires, aussi bien
que dans tous les corps élémentaires ou non de la
nature ; dès-lors ce gaz primitif, éminemment condensé comme générateur du feu, doit déjà, sous

3

ce rapport, mériter notre attention. Mais si l'expérience des faits vient à l'appui de la théorie, il devient digne non-seulement de notre attention, il a encore des titres de recommandation à nos études les plus sérieuses.

Si l'on voulait enfin chercher des preuves de conviction dans les faits, nous verrions que si l'on remplit de gaz méphitique un bocal vide d'air atmosphérique, au moyen de la machine pneumatique armée d'un robinet, ou par toute autre voie équivalente, et si l'on place ce bocal verticalement renversé sur le gaz délétère, lequel étant introduit, qu'on en ferme hermétiquement le goulet ; cela fait, si ensuite on le transvase, comme il est facile de le faire (car le gaz méphitique est plus pesant que l'air atmosphérique), dans un autre bocal où se trouve déjà une certaine quantité d'oxigène pur, et qu'on veuille agiter de haut en bas ces deux gaz renfermés hermétiquement dans le même bocal, alors, dis-je, ces divers gaz se combineront, se neutraliseront ensemble de telle manière qu'il en résultera un gaz atmosphérique sain, respirable et sans odeur méphitique. Ainsi l'oxigène peut neutraliser, et neutralise en effet les gaz délétères. Or, l'air, cet élément composé, qui est reconnu contenir entre autres $0,21$ d'oxigène sur $0,785$ d'azote, $0,005$ de *carbone*, et $0,003$ d'hydrogène, etc., cet oxigène de l'air qui a une tendance continuelle à s'accroître, comme on l'observe fort bien dans les temps les plus secs de l'été, surtout dans les pays les plus méridionaux, a cette propriété.

Ajoutez à cela cette force d'affinité de l'air atmos-

phérique, pour se saturer, de l'oxigène des corps
environnans dont il est très avide. Ainsi, ce double
jeu de l'affinité de l'air atmosphérique, et celui de
l'affinité des rayons solaires donnent naissance à celui
de l'évaporation ; ainsi l'évaporation se produit donc
par l'oxigène : mais l'électricité qui existe dans l'air,
et qui a, comme tout le prouve assez, une certaine
identité, telle à ne former avec l'oxigène qu'un feu
primitif élémentaire d'oxigène, nuancé d'un bleu
violet, dû sans doute à la partie sulfureuse de l'air
qui s'y incorpore étroitement et avec une avidité
extraordinaire, en vertu d'une affinité spéciale, opi-
nion qui paraît, et qui est d'autant plus fondée,
quand on considère que le soufre produit réellement
de l'électricité par le simple frottement, et que la
flamme ou étincelle électrique est d'un bleu violet ;
et que, d'autre part, quand on brûle du soufre,
l'oxigène de l'air mis dans cette opération en contact
avec l'hydrogène, produit l'ignition, et que le jeu
de celle-ci dégage dans sa combustion une flamme
en grande partie d'un bleu violet très distinct ; ce
qui est bien sans doute l'étincelle électrique, quelquefois en aggrégation avec quelque autre gaz con-
tingent, etc. Enfin, l'on sait qu'alors l'air non re-
nouvelé de l'appartement où l'on brûle ce soufre
contient aussi plus d'électricité qu'auparavant, ce
qui provient nécessairement du soufre qui l'a déga-
gée. J'observe encore que cette flamme bleue vio-
lette se montre telle en général dans la combustion
de tous les corps et métaux qui ont ou produisent
de l'électricité ;... mais encore ne sait-on pas que

partout où la foudre tombe, elle laisse une odeur de soufre très prononcée, et cette odeur peut-elle provenir d'autre part que de la partie du gaz sulfureux qui s'est imprégnée d'oxigène pur, lequel est, comme on sait, très avide de gaz sulfureux.

Là-dessus, il est facile de s'en convaincre par l'expérience, ainsi que de l'odeur et de la couleur que prend un semblable mélange de gaz fait dans un bocal avec les proportions voulues, et dans le vide. Tout cela explique ici clairement pourquoi la foudre est d'un bleu violet, et se montre en lignes plus ou moins brisées, selon que l'air, déjà oxigéné dans les diverses régions où elle passe, a plus ou moins directement de couches d'épaisseur de gaz sulfureux, dont l'oxigène se montre très avide, je le répète. (Je donnerai d'autres preuves, au besoin, dans une feuille consacrée à cette matière.)

Ce n'est tout, sans oxigène on sait qu'il n'y a point de végétation, ni de vie; eh bien, une nouvelle preuve que l'électricité est réellement homogène avec l'oxigène, c'est que du semis de cresson, détrempé dans de l'alcohol, mis ensuite en bonne terre, croît dans une seconde de quinze lignes au moins, dès qu'on y met en contact le conducteur d'une machine électrique qu'on fait jouer alors. Enfin, une dernière preuve que l'électricité n'est elle-même que de l'oxigène phosphaté, c'est que de l'électricité appliquée sur un carreau de verre armé (c'est-à-dire couvert d'étain en feuille), en temps sec, celui-ci se décharge subitement dans toutes ses parties, lorsqu'on tire l'étincelle par le compas électrique;

mais, en temps humide, le carrcau ne se charge pas facilement, quoique l'on fasse sécher ou torturer la machine en tous sens. Cependant, s'il se charge, l'électricité file par les coins de l'armure du carreau vers la partie extérieure du cadre, en formant la *traînée* lumineuse d'un corps gras, qui est d'une *odeur phosphorescente* très prononcée, ou autrement, celle de l'ail ou de l'arsenic; et lorsque la température est très humide, ce corps gras, lui-même, s'attache fortement aux doigts. En faut-il donc d'avantage pour être dès-lors convaincu de la vérité de cette assertion?

Mais actuellement, sortons d'une si curieuse et importante digression, pour revenir à notre objet principal, celui de préserver des effets du méphitisme marécageux et d'autres exhalaisons analogues ou homogènes.

Nous venons de prouver l'identité de l'oxigène avec l'électricité, nous savons encore que l'électricité développe de la chaleur avec la même force que l'oxigène, à l'exception près du mélange sulfureux, qui lui donne la *teinte* de *bleu violet*, et qui faiblit un peu sa force primitive, car on sait que le *bleu violet* est la couleur mixte qui, dans le spectre solaire, dégage le moins de calorique, tandisque le rouge, si voisin de l'orangé lumineux, en dégage le plus ; mais toujours l'étincelle électrique a la même force et la même vertu que l'oxigène, celle d'exciter l'ignition, la lumière, et de décomposer l'eau par l'inflammation et détonation du gaz hydrogène.

Enfin, la production de l'électricité s'opère aussi bien et de la même manière, dans ses effets, que celle de l'oxigène en général, par la compression simultanée des nuages et le choc des vapeurs oxigénées, qui forment l'électricité de la foudre et des éclairs ; et la simple compression de l'air faite d'un coup sec et brusque, dans un tube de verre séché avec soin, dégage aussi de la lumière, et en assez grande quantité, pour enflammer des corps tel que l'amadou, etc. Telle est la preuve que produit l'ingénieux briquet de compression, inventé à Lyon. Mais l'oxigène, dira-t-on, peut-être, fait-il périr les animaux comme l'électricité de la foudre, au seul contact? Non, il est vrai, parce qu'une humaine expérience n'a pas encore montré assez de force ou de violence explosive à l'égard de l'oxigène pur, sauf cependant celle qu'offrent *l'eau fulminante* et le salpêtre qui est homogène au produit détonnant du gaz nitreux sulfureux, assez répandu dans l'air atmosphérique. Je pourrais encore citer à l'appui de tant de preuves, la force effective du fusil à vent, etc...., je pourrais en un mot, avec celles fournies par l'identité de l'oxigène avec l'électricité, expliquer clairement pourquoi la foudre sort quelquefois de terre pour s'élever dans l'air, en faisant observer en passant, qu'elle ne sort guère que des lieux qui contiennent du soufre ou du phosphore combiné avec l'oxigène, et parfois en contact convenable avec l'hydrogène de l'eau, qu'il fait détonner aussitôt en la décomposant brusquement....

Toùt cela énoncé, il ne nous reste donc plus qu'à

conclure, après tant de preuves réunies, que l'oxigène est le seul principe et la cause naturelle de l'é-
vaporation la plus abondante, et que l'électricité est
son homogène, bien que nuancé d'un bleu violet;
et qu'elle ne vient enfin que de l'oxigène qui est une
lumière pure sans nuance.

C'est donc finalement l'oxigène ou autrement l'é-
lectricité qu'on doit employer pour rétablir l'équilibre de l'air atmosphérique et le jeu de l'évaporation
naturelle, toutes les fois que cet air est *invaporant*,
et dès-lors malade et languissant, ou qu'enfin il
charge pour pis les gaz méphitiques de toute sa
pression. Que faire en cet état? il faut bien alors pru-
demment recourir à une évaporation artificielle, pour
rétablir l'harmonie primitive des corps gazeux ou
vapeurs aériformes de l'atmosphère.

L'évaporation dont il s'agit ici, doit, pour pou-
voir atteindre pleinement son but, remplacer con-
venablement la *naturelle*, en rétablissant l'équilibre
de l'air supérieur avec l'air inférieur par un courant
affluant et effluant, et qui soit en force suffisante
pour enlever à la terre ces gaz pernicieux, on les chan-
ge et les dissémine en d'autres gaz moins denses et
moins odorans; mais il est assez prouvé que le gaz
oxigène ou l'électricité, son homogène, est plus
propre que tout autre procédé connu jusqu'à ce jour
pour faciliter, rétablir et exciter même le jeu si important de l'évaporation, et ce grand moyen, je ne
saurais trop le répéter, est dans l'établissement d'un
paraméphitisme qui puisse soutirer l'électricité des
nuages qui surchargent de leur pression atmosphé-

rique partielle les exhalaisons sédentaires et méphitiques des marais et de tout autre lieu infect. Cette
électricité produira par sa descension un mouvement
subit dans l'air, qui dès-lors devient dilatable par la
chaleur acquise au moyen du passage de son étincelle, et aidée de la pression foulante de l'atmosphère, ce qui lui donne l'élasticité suffisante pour
traverser l'espace occupé par les diverses couches de
nuages, et sert ainsi à écarter de la terre les vapeurs
humides et délétères.

C'est, je crois, assez prouvé que l'électricité peut
rétablir et rétablit réellement l'équilibre de l'air et
son activité par l'évaporation : ce n'est tout, maints
exemples ont prouvé et prouvent journellement que
l'on peut encore décomposer les gaz méphitiques,
car l'expérience apprend assez que lorsque la foudre tombe en un lieu fort infect et méphitique,
déjà antérieurement à sa descension fulminante,
l'odeur méphitique se dissipe pleinement alors ; et
pourquoi ne décomposerait-elle pas ces gaz mephi-
tiques qui sont, par le fait, plus pesans que l'air
atmosphérique non vicié ? elle, dis-je, qui est assez
forte pour fondre et subitement résoudre en poudre
vingt métaux divers. On pourrait, à cet égard, citer
quantité d'exemples. D'autre part, il est assez cons-
tant qu'on peut fort bien attirer l'électricité.

En dernier lieu, le paraméphitisme dont j'ai
parlé n'est point dispendieux ; sa construction est,
à peu de chose près, la même que celle du paragrèle.

CONSTRUCTION ET DESCRIPTION DU PARAMÉPHITISME.

On peut faire le paraméphitisme avec une verge de fer raffiné, épaisse d'un demi-pouce, haute de trois pieds ; la pointe devra être dorée à près de trois pouces de distance, pour éviter la rouille. On pourra le placer, par exemple, sur un peuplier ou sur un mât sec et sans branche, de soixante à quatre-vingts pieds de haut, placé au milieu du marais à désinfecter ; on adaptera à la verge métallique, au lieu de fil d'archal, une corde de grosseur moyenne, qui descendrait au moins à près d'un pied du ré-servoir commun. On pourra ainsi garantir du mé-phitisme un marais de soixante à cent pieds carrés, et dans le cas où le marais serait d'une circonfé-rence prodigieuse, on pourrait y placer alors deux ou trois paraméphitismes dans une juste proportion.

Tout cela reviendrait à très peu de frais aux pro-priétaires ou aux communes à qui ces divers mares ou lieux infects quelconques pourraient appartenir.

Le gouvernement pourrait enfin ordonner de sé-vères punitions contre les déprédateurs et tous au-tres qui endommageraient ces utiles paraméphitis-mes, et ainsi cela se conserverait long-temps intact.

A présent, il ne me reste que quelques légères observations à faire, c'est que malgré tous les soins qu'on pourrait apporter pour enlever entièrement le méphitisme des grands marais, surtout en temps nébuleux, comme alors il pourrait bien rester en-core quelques parties de méphitisme, on pourra donc

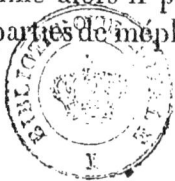

les faire disparaître entièrement, en augmentant l'oxigène évaporateur par les plantes qui renferment en elles une plus grande abondance d'oxigène. On emploiera avec succès, pour obtenir le complément désiré, l'ortie de jardin qui est dans ce cas ; car elle renferme près de ses piquans des vésicules pellucides, qu'on découvre à l'aide du microscope ; elles contiennent une liqueur limpide, qui n'est autre chose que de l'oxigène - hydrogéné, et c'est ce qui cause des inflammations cuisantes quand on les touche sans précaution.

A défaut d'ortie, le cresson et le buis peuvent encore servir contre le méphitisme ; ils dégagent de leur sein, comme l'ortie, quantité de gaz oxigène. L'épreuve en est facile, et l'on peut s'en assurer en plaçant une de ces plantes dans un bocal rempli d'eau et fermé hermétiquement. Si alors on l'expose au soleil ardent, on verra le gaz oxigène se développer et s'élever vers le haut du bocal, et, avant tout, si l'on a eu la précaution de placer un morceau de laiton, assez chauffé, au bouchon de l'orifice et à l'intérieur du bocal ; on verra bientôt des parcelles de laiton tomber en bulles fondues et incandescentes au fond du bocal, par l'effet de la fusion du corps métallique, preuve certaine et incontestable que ce gaz dégagé est d'oxigène. D'autre part, l'expérience médicale prouve encore que les feuilles d'ortie et de buis sont propres à guérir, par application, certaines plaies ulcérées gangréneuses. Il serait même à désirer à cet égard, pour l'intérêt de l'humanité, que les vertus si précieuses de ces plantes fussent plus connues.

Mais quittons ces utiles digressions pour revenir à notre objet, celui du méphitisme marécageux. Ici, l'analogie veut bien nous fournir une nouvelle démonstration ; car, en effet, puisque l'ortie et le buis ont des vertus salutaires pour la guérison des plaies ulcérées qui répandent assez de gaz délétères, pourquoi alors, dis-je, ces mêmes plantes ne serviraient-elles pas avec un égal succès contre les gaz délétères des marais ? L'expérience prouve encore que les exhalaisons marécageuses sont, à fort peu de chose près, les mêmes dans leurs compositions que celles qui se dégagent ordinairement des plaies : il y a de part et d'autre du gaz carbonique, phosphoreux et d'azote, etc... ; mais la méthode expérimentale du bocal que je viens d'indiquer plus haut, prouve assez que l'ortie, le buis, etc., contiennent beaucoup d'oxigène : or, cet oxigène surabondant dans la plante d'où il se dégage presque journellement, ne tendrait-il pas alors à s'unir, s'identifier, à décomposer ou à neutraliser et absorber les gaz méphitiques qui se dégagent des eaux stagnantes. Ainsi, ces divers gaz se combineront chimiquement ensemble en proportion suffisante, et neutraliseront parfaitement les gaz méphitiques commués en air atmosphérique, ou bien ils seront dissipés et annihilés dans l'espace.

Ainsi donc l'électricité du paraméphitisme rétablira d'une part l'équilibre de l'air supérieur avec le nôtre au moyen d'un courant continuel qui alimentera complètement l'évaporation : et tout aussi bien que l'oxigène il neutralisera ou décomposera par sa

descension tant de gaz méphitiques. Et d'autre part
la réunion de l'oxigène des plantes d'ortie, de buis
ou de cresson dont le *semis* aura été répandu çà et
là sur les bords des marais, sans nuire par leur hau-
teur à l'évaporation, achèveront d'atténuer entièrement avec le gaz oxigène surabondant, tout ce qui
pourrait rester de gaz délétère et méphitique dans
de grands marais : ainsi l'on aura suppléé à la nature.

En dernier lieu la possibilité ou plutôt la réalité de
ces assertions, indépendamment de tant de preuves,
se trouve assez clairement et évidemment démontrée.
Je ne puis mieux terminer ici qu'en citant de grands
exemples et des faits que nous présente l'analogie.
Car en effet qu'est-ce que firent les célèbres naviga-
teurs Cook, Bougainville dans les divers voyages qu'il
firent autour du monde, comment ont-ils réussi et
sont-ils parvenus à conserver intacts leurs équipages
contre le fléau destructeur des maladies de mer,
tels que le scorbut, etc?

N'est-ce pas en faisant, par intervalle, laver et
parfumer les ponts et tillacs de leurs navires avec
du jus d'oranges et de citrons, et en en faisant prendre
à leurs gens, pour breuvage; remède que tout le
monde sait être un excellent antiscorbutique, conte-
nant beaucoup d'oxigène. Eh quoi! ne verrait-on
pas avec un aussi plein succès l'électricité du paraméphitisme, de quelque part qu'elle soit soutirée,
et l'oxigène des plantes d'ortie ordinaire de jardin,
de buis ou de cresson, opérer les mêmes merveilles
et les mêmes effets salutaires pour la conservation
de la santé des individus qui habitent les contrées

marécageuses ou malsaines , entre autres celles du département de l'Ain, etc. (1).

Quel avantage la Guiane française , et surtout le sol pestilentiel de Synamari , ne pourraient-ils pas retirer de l'usage du paraméphitisme, tout en imitant quelque part , au besoin , l'industrie hollandaise en faisant écouler les eaux stagnantes qui se trouveraient en trop grande abondance! Bientôt l'on verrait de belles et riches plantations répondre ainsi par avance du succès et de la prospérité coloniale ; elles prendraient alors incomparablement la place si dangereuse et antisanitaire des mares méphitiques.

Et la philantropie française n'inviterait-elle pas à son tour , surtout par son exemple , les diverses nations du monde à jouir au besoin de l'utilité de ce nouveau moyen de salubrité publique , lequel , comme la vaccine , pourra tendre au moins à la conservation de l'espèce.

Tel est l'objet et le motif ambitieux de mes recherches , heureux si le gouvernement paternel et légitime du Roi daigne , loin de toute prévention fâcheuse , accueillir mes efforts ! heureux, enfin , si j'ai pu atteindre le but salutaire que je me suis proposé pour servir et concourir en quelque chose à l'intérêt de mon pays !

---

(1) Les départemens de la Manche et de l'Yonne ont aussi des marais qui ne sont guère utiles à la santé, d'après les exhalaisons que j'en ai ressenti.

Nota. Un savant des plus distingués de la capitale, membre de l'Institut, M. le chimiste Thénard, ayant fait avec empressement des objections plus ou moins spécieuses contre mon système soi-disant schismatique, et m'ayant menacé de l'excommunication par un mauvais rapport à l'Institut, j'en dois ici faire mention, et prouver mon orthodoxie.

« L'oxigène ne brûle pas, et, pour preuve, j'offre de placer moi-même ma tête dans de l'oxigène pur, et de le respirer assez long-temps ; bien, mieux... » Pour moi qui ne m'y fieraispas si gratuitement, je soutiens qu'il brûle, oxide, corrode, fond ou calcine les métaux lentement à la vérité, mais toujours son effet est certain. Un oiseau qu'on y plonge y vit trop vîte et y périt de même, non parce que l'oxigène est absorbé, mais parce que celui-ci corrode, détruit les organes vitaux ; une bougie placée dans son sein y acquiert un éclat insoutenable à la vue ; du laiton chauffé d'avance y tombe fondu par parcelles scintillantes ; enfin, il y a, comme un auteur l'a déjà prouvé, entre l'oxigène et les rayons solaires, une certaine identité de nature ; l'oxigène solaire, fond et dissout, au moyen de la lentille, les corps les plus infusibles de la nature.

Seulement à l'égard de l'oxigène terrestre, on doit remarquer qu'il peut varier en force plus ou moins comburante, selon qu'il est plus ou moins condensé ; ainsi, dans les vésicules de l'ortie, si sa force comburante est à 500 degrés de chaleur, dans sa simplicité première, elle ne sera guère qu'à 400 degrés, quoique de même nature. Ce n'est tout le calorique lui-même, qu'est-il autre chose que de l'oxigène sous la forme gazeuse la plus élastique qu'il soit possible d'imaginer, mais toujours qui, à 500 ou 600 degrés, acquiert l'incandescence lumineuse très comburante : qui me niera dès-lors que ce que j'appelle oxigène comburant de l'ortie, ait au moins près de 500 degrés de chaleur, ce ne serait encore là qu'un état de supériorité ou de condensité, différent de l'oxigène simple et sans compression, qui aurait acquis cet accroissement de degrés caloriques. En dernier lieu, l'oxigène, ou autrement

l'électricité, son homogène, convient si bien à l'anéantis-
sement des miasmes méphitiques, que dans les pays où
règnent quelquefois la fièvre jaune, la peste et les épidémies, on purifie l'air, soit en brûlant les corps et autres
objets infectés, soit en allumant de grands feux de bois
odorans, d'où se dégage nécessairement beaucoup d'oxigène. J'ai remarqué même que dans les pays marécageux,
le malade fiévreux se trouve souvent très soulagé, lorsqu'il
s'approche, par exemple, d'un grand feu de bois de sar-
ment, où il y a plus d'oxigène que de carbon; mais ce
soulagement n'est plus le même, si la fièvre simple vient
à dégénérer en fièvre tierce, quarte ou muqueuse.

On a objecté, enfin, contre mon système, comme principal obstacle pour attirer l'électricité, « que les nuages font
plus de quatre lieues par heure dans leur plus grand état
d'inertie. » Eh bien, d'accord : eh! cela est-il un obstacle
invincible pour soutirer l'électricité des nuages, puisque,
de l'aveu de mon célèbre et honorable adversaire, il y
a alors bien plus d'électricité dans l'air, plus le ciel est
couvert de nuages; mais il faut toujours l'attirer, et mon
paraméphitisme va rechercher la foudre, et sa descente
dissémine, absorbe les gaz méphitiques partout où elle
tombe, et ce à 25 pieds de circonférence; bien qu'à des-
sein mon conducteur ne touche pas le réservoir commun;
il est sans danger : et quel danger y aurait-il, en effet, dans
un marais que personne n'habite ? L'électricité rompt l'é-
quilibre d'inertie, en échauffant les couches d'air où elle
passe, par un changement subit qui donne naissance à un
courant d'air affluent et effluent, et l'air reprend son cours
et son élasticité ordinaire. Peut-on douter, enfin raisonnablement, qu'on enlève ainsi aux mares fétides, ou à
l'air vicié, les causes de corruption, dès qu'on fait sans
cesse évaporer des exhalaisons si nuisibles à la santé in-
dividuelle ? Il faut donc ici convenir de la réalité des choses
avec bon sens et impartialité, et toujours il faut examiner
à fond un système, avant d'en juger sérieusement en dernier ressort.

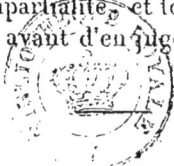